AF578875

DE
L'EPITHELIOMA PRIMITIF
DE L'AMYGDALE

PAR

Léon DERECQ
Docteur en médecine de la Faculté de Paris

PARIS
O. BERTHIER, LIBRAIRE-ÉDITEUR
104, BOULEVARD SAINT-GERMAIN, 104

1887

DE

L'EPITHELIOMA PRIMITIF

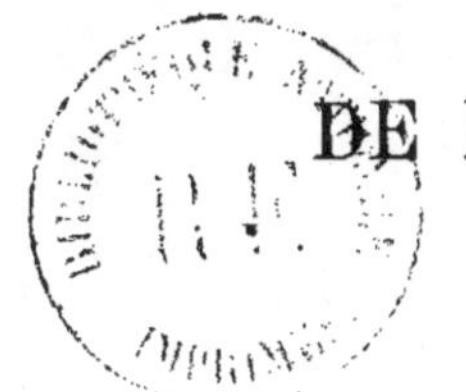

DE L'AMYGDALE

PAR

Léon DERECQ
Docteur en médecine de la Faculté de Paris

PARIS
O. BERTHIER, LIBRAIRE-ÉDITEUR
104, BOULEVARD SAINT-GERMAIN, 104
1887

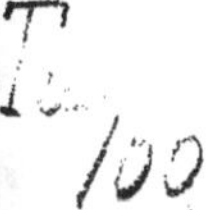

A LA MÉMOIRE DE MA MÈRE

MEIS & AMICIS

A MON PRÉSIDENT DE THÈSE

M. LE PROFESSEUR LANNELONGUE

Professeur de Pathologie chirurgicale

Membre de l'Académie de Médecine, Chirurgien de l'hôpital Trousseau.

A MES MAITRES DANS LES HOPITAUX

EPITHELIOMA PRIMITIF

DE L'AMYGDALE

INTRODUCTION

Les hasards de la clinique, nous ayant permis d'observer, dans un court espace de temps, deux cas d'épithéliomas primitifs de l'amygdale, et de les suivre pendant plusieurs mois, nous avons cru faire œuvre utile en prenant ce sujet comme base de notre thèse inaugurale.

Ce qui nous a encouragé dans cette voie, c'est le petit nombre de documents qui ont trait à cette affection, et l'absence d'un travail d'ensemble sur ce sujet.

Nous n'avons point d'ailleurs, la prétention d'offrir un travail original de tous points. Nous avons seulement désiré rassembler en quelques pages et commenter les quelques observations que nous avons pu rencontrer, afin d'en tirer une étude clinique que d'autres plus autorisés que nous sauront approfondir.

Nous avons eu surtout en vue l'épithélioma primitif de l'amygdale, celui qui débute par la glande même, évitant autant que possible de parler de l'épithélioma secondaire, car ce dernier revêt toujours les caractères de la lésion, qui a été son point de départ.

On pourra peut-être nous reprocher d'avoir mis en avant le mot épithélioma, alors que dans un bon nombre de nos observations l'examen histologique n'a pu être fait.

Nous répondrons que, dans ces cas, les caractères macroscopiques et les caractères cliniques de la lésion étaient tellement semblables, d'une part, aux lésions épithéliales reconnues par un examen au microscope, d'autre part aux tumeurs épithéliales de la langue et de la joue, que nous nous sommes cru autorisé à conclure à l'identité histologique de ces lésions.

HISTORIQUE

L'étude des tumeurs de l'amygdale, celle du cancer en particulier, est de date récente.

Dans son traité de pathologie externe, Boyer se contente de la remarque suivante : « Les amygdales peuvent être vraiment squirrheuses ou carcinomateuses, mais dans ce cas, qui est très rare, il n'y a aucune opération à pratiquer, parce qu'il serait absolument impossible d'enlever ou de détruire toute la maladie ».

Dans le dictionnaire en 15 volumes, Blandin s'exprime dans des termes identiques : « Le cancer des amygdales heureusement est rare, il est tout à fait au-dessus des ressources de l'art ».

Cloquet dans le dictionnaire en 30 volumes en fait à peine mention.

Nélaton dans la première édition de son traité de pathologie externe n'en parle pas.

Les auteurs du Compendium de clinique pratique disent seulement ce qui suit : « Le cancer de l'amygdale ressemble tellement à celui du voile du palais, avec lequel d'ailleurs il coïncide souvent, que nous ne pouvons en parler sans nous exposer à des répétitions ».

Il faut arriver jusqu'en 1872 pour trouver un travail d'ensemble sur le cancer des amygdales. Ce travail dû à Poland, et paru dans le *British and foreign medico-chirurgical Review*, 1872, fut analysé par Rendu, dans les archives générales de médecine de la même année.

L'auteur distingue deux variétés de cancer, le squirrhe et l'encéphaloïde.

Un an après, en 1873, parait la thèse très complète de Passaquay, sur *les tumeurs des amygdales*. Il y fait mention des lymphadénomes, du lymphosarcôme, du squirrhe et de l'encéphaloïde.

Jusqu'alors l'épithélioma de l'amygdale n'est point décrit. On le confond avec les autres variétés de cancer.

En 1875 seulement, on commence à le décrire comme une variété spéciale de cancer de l'amygdale. C'est ainsi que, dans le traité de Pathologie externe de Follin et Duplay, nous lisons: «Indépendamment des carcinomes de l'amygdale, on a observé un certain nombre d'épithéliomas de cette glande ; mais, c'est toujours un cancroïde primitivement développé sur la langue, ou les parois de la cavité buccale, qui par extension envahit l'amygdale et s'y comporte de la même façon que sur les autres points de la muqueuse. Nous n'avons par conséquent rien de spécial à en dire, sinon que relativement à sa marche et au danger de la généralisation rapide, l'épithélioma de cette région, quoique très grave, l'est cependant moins que les tumeurs réellement carcinomateuses ».

Pour ces auteurs, l'épithélioma des amygdales existe donc, mais il est toujours secondaire. Ils nient l'existence de l'épithélioma primitif.

En 1879, Pierin, le premier, traite de ce sujet. Dans sa thèse intitulée de l'*Epithélioma de l'amygdale*, il rapporte cinq observations dont deux personnelles.

Il y admet l'existence de l'épithélioma primitif des amygdales.

Enfin, tout récemment, en janvier 1886, Castex, Prosecteur de la Faculté, publie un mémoire très important sur les tumeurs malignes de l'arrière-bouche. Loin de rejeter l'épithélioma primitif des amygdales, il insiste sur sa fréquence, comme point de départ des tumeurs de l'arrière-bouche.

« Il m'a paru plus clinique et plus pratique, dit-il, de prendre la question sous cette forme, parce que le plus souvent, au moment où le chirurgien est appelé à prendre un parti, le néoplasme, quel qu'ait été son point d'origine, a sourdement envahi une étendue plus ou moins grande des parois de cette arrière-cavité. Ce n'est pas que tous les point de l'arrière-bouche présentent la même tendance à subir la dégénérescence en tumeur maligne. On verra par les statistiques que l'amygdale est de beaucoup le point de moindre résistance. »

Si nous voulions résumer l'historique des épithéliomas de l'amygdale, nous pourrions dire qu'il comprend trois phases :

1° Une phase dans laquelle ils sont méconnus ou plutôt confondus avec les autres variétés de cancer de l'amygdale.

2° Une phase dans laquelle on reconnait l'existence des épithéliomas de l'amygdale, secondaires aux épithéliomas de la langue ou de la joue, et dans laquelle on nie celle des épithéliomas primitifs.

3° Enfin une phase, dans laquelle on admet que les amygdales peuvent être le point de départ d'épithéliomas, qui plus tard envahissent les parties voisines.

ÉTIOLOGIE

Fréquence. — Il est difficile de déterminer la fréquence des épithéliomas de l'amygdale. Voici les seuls renseignements que nous avons pu recueillir à cet égard. Chaque année, dit Pierin, il meurt 3 ou 4 malades du cancer de l'amygdale. Sur 500 cas empruntés à la clinique de Paget, Poland a relevé 2 cas de cancer primitif de l'amygdale. Lebert, sur 9,118 cas de cancers, n'en compte que 3 primitifs de l'amygdale ; Sibley, 6 sur 520, et Baker, 2 sur 500.

D'un autre côté, l'un de nos amis, interne des Hôpitaux, nous a dit que pendant son séjour de deux ans à l'hospice de Bicêtre, il n'avait vu que deux cas de cancers de l'amygdale, mot très vague qui s'étend à toutes les tumeurs malignes.

Quelle est la fréquence de l'épithélioma de l'amygdale par rapport aux autres tumeurs malignes de l'arrière-bouche ? « Sur 31 faits, nous dit Castex, où le point de départ a été nettement déterminé, 21 fois l'amygdale a été la première envahie, 11 fois l'amygdale droite, et 10 fois l'amygdale gauche. A cet égard, il n'y a donc d'autre conclusion utile à dégager que la grande fréquence du siège primitivement tonsillaire. »

Les notions étiologiques que nous possédons, sur l'épithélioma de l'amygdale, sont très restreintes. Elles peuvent se résumer en quelques lignes.

Age. — Du dépouillement de nos observations, il résulte que cette affection atteint le plus souvent des sujets âgés de plus de 40 ans (13 fois sur 18 cas), une seule fois elle a été observée à 21 ans ; et encore cette observation, rapportée dans la thèse de Pierin, laisse-t-elle beaucoup à désirer. Cependant Parker prétend l'avoir observée chez les enfants, tandis que son collègue Lennox Bronne ne l'a jamais vue avant 40 ans (*British Medical Journal*, 7 décembre 1878).

Sexe. — Relativement au sexe, nous trouvons que l'affection a atteint 15 fois des hommes, 3 fois seulement des femmes ; il y a donc prédominance marquée du sexe masculin.

Hérédité. — L'influence de l'hérédité n'apparait que dans une de nos observations (Observation II). La malade avait perdu une sœur d'une affection cancéreuse du sein. Dans les autres cas, les antécédents héréditaires étaient bons.

Excès de tabac. — Dans 3 cas seulement les malades étaient de grands fumeurs (Observations XIII, XIV et XV). L'homme que nous avons pu examiner et que nous avons interrogé à ce sujet, nous a affirmé qu'il avait toujours très peu fumé.

Excès alcooliques. — Cette cause n'est notée dans aucune de nos observations.

Inflammations antérieures de l'amygdale. — Aucun de nos malades n'avait été sujet aux maux de gorge avant le début de leur affection.

Diabète. — La coïncidence du diabète avec les épithéliomas de la bouche, indiquée par M. le professeur Verneuil, n'est point notée dans nos observations.

Dans les deux seuls cas que nous ayons pu observer, nous avons examiné les urines. Elles ne contenaient point de sucre.

ANATOMIE PATHOLOGIQUE

Siège. — Dans nos observations nous constatons que dix fois la lésion siège sur l'amygdale gauche, six fois sur l'amygdale droite. Une seule fois la lésion a été bilatérale (Observation VII). Il semble donc que l'amygdale gauche soit plus souvent atteinte que la droite. C'est aussi l'avis de Golding Bird, qui, sur quatre cas d'épithéliomas de l'amygdale, a vu la lésion siéger trois fois à gauche (*The Lancet*, 21 octobre 1882).

Caractères microscopiques. — Quelle est la nature de la lésion? Nous n'avons point d'examens personnels à citer. L'autopsie des deux malades que nous avons observés n'a pu être pratiquée. C'est une des lacunes de notre travail, nous ne pouvons le dissimuler.

Il nous sera permis de rapporter les examens histologiques, peu nombreux encore, qui ont été faits. Toutefois, nous dirons que dans toutes les observations que nous publions, les caractères objectifs de la lésion étaient ceux de l'épithélioma.

Ces renseignements sont bien insuffisants pour dénoncer la structure du tissu pathologique. J'ai dû m'en contenter, faute de pouvoir mieux faire.

Quatre de nos observations sont accompagnées d'un examen histologique.

Dans trois observations (Observ. III, IV, VI), il s'agit d'épithéliomas pavimenteux. La quatrième contient la description d'un épithélioma cylindrique (Observat. V).

Faut-il en conclure avec Pierin que l'épithélioma cylindrique s'est développé aux dépens des glandes renfermées dans l'amygdale, et l'épithélioma pavimenteux aux dépens de la muqueuse buccale, qui recouvre la face interne de l'amygdale ?

C'est là une opinion sur laquelle on a appelé l'attention des histologistes et que nous laissons à leur appréciation.

Cependant, si nous nous basons sur les deux seuls cas que nous avons observés et sur les caractères cliniques différents qu'ont présentés les tumeurs dans ces deux cas, nous serions porté à admettre deux variétés d'épithéliomas de l'amygdale.

La première a son début dans l'épaisseur même de l'amygdale. Son aspect rappelle l'hypertrophie simple de cette glande.

La seconde débute à la superficie par la muqueuse pharyngienne donnant lieu dès le début à une ulcération particulière.

Aussi rapprochant l'épithélioma de l'amygdale de celui de la langue, nous dirions volontiers qu'il en existe deux formes, *l'une superficielle* et *l'autre interstitielle*.

Peut-être dans le premier cas a-t-on affaire à de l'épithélioma pavimenteux, la lésion prenant un point de départ sur la muqueuse buccale ; dans le second cas, il s'agit peut-être de l'épithélioma cylindrique, la lésion débutant par les glandes.

C'est là, nous le répétons, un point que les histologistes devront approfondir.

Quoi qu'il en soit, il est un fait qui semble aujourd'hui prouvé, c'est la fréquence de l'épithélioma de l'amygdale, relativement aux autres formes de cancer.

En effet, après avoir dépouillé, avec grand soin, les observations accompagnées d'un examen histologique sérieux, nous n'avons trouvé qu'un cas de squirrhe, rapporté dans le mémoire de Castex, et un cas d'encéphaloïde dû à M. Quinquand et publié dans les *Annales des Maladies de l'Oreille et du Larynx*, Paris, 1877, page 108.

En somme, le microscope nous apprend que l'amygdale est dans un certain nombre de cas le siège d'épithéliomas, au même titre que les ganglions lymphatiques et la rate (Epithélioma primitif de la rate, Gaucher, thèse 1883), organes avec lesquels elle offre une grande analogie de structure.

SYMPTOMATOLOGIE

Période de début. — Le début de l'épithélioma de l'amygdale est généralement insidieux. Il se révèle par les symptômes les plus différents. A cette période les erreurs sont faciles, si l'on ne prend pas le soin d'examiner le fond de la gorge.

Le premier symptôme qui le plus souvent attire l'attention du malade, c'est la gêne et la douleur qui accompagnent la déglutition.

La douleur tantôt reste localisée au niveau de l'amygdale, tantôt elle s'irradie plus ou moins loin du côté de l'oreille, de la tête, de la nuque et du cou, correspondant au siège de la lésion sous forme de névralgies.

A ces signes s'ajoute bientôt une salivation très abondante. Dans ce cas l'examen du fond de la gorge s'impose.

Il n'en est pas absolument de même, lorsque la lésion amygdalienne ne s'annonce que par un signe pouvant paraître étranger aux affections de la bouche et du pharynx, telles que douleur localisée à une oreille, apparition d'un ganglion retro-maxillaire, hémorrhagie subite (Observation I).

Castex insiste sur ces formes de début ; il en reconnaît trois principales.

1° *Début pharyngien.* — Caractérisé par la gêne de la déglutition, de la douleur au fond de la gorge, de la salivation.

2° *Début auriculaire.* — Marqué par une douleur d'oreille, d'intensité variable, sans aucun autre symptôme.

3° *Début ganglionnaire.* — Caractérisé par l'apparition, avant toute douleur de gorge, d'une adénopathie cervicale siégeant le plus souvent au niveau de l'angle du maxillaire inférieur.

Période d'état. — Lorsque l'affection est constituée, que la lésion de l'amygdale est accentuée, elle se révèle, par un ensemble de signes, qui constitue un tableau assez complexe.

Nous les diviserons en signes fonctionnels et signes physiques.

a) Signes fonctionnels. — Au nombre de cinq, ce sont : la douleur, la dysphagie, la salivation abondante, les altérations de la voix, et celle de l'ouïe.

1° *Douleur.* — La douleur peut être circonscrite au fond de la gorge du côté correspondant à la lésion. Mais, le plus souvent, au bout d'un certain temps, elle s'irradie vers le crâne, l'oreille, la nuque, si bien que la douleur de la gorge passe au second plan. Le malade alors attire l'attention du médecin sur ces névralgies irradiées.

Ces douleurs sont généralement continues, rarement intermittentes. Elles présentent une intensité variable, parfois elles sont si intenses qu'elles rendent la vie insupportable au patient. Ce sont surtout les douleurs d'oreille qui ont cette acuité. Elles sont d'ailleurs augmentées par la déglutition, et par la pression au niveau de l'angle de la mâchoire.

Il semble que la chaleur du lit les rende plus intolérables, à ce point que tout sommeil devient impossible.

Il n'existe généralement point de rapports entre l'élément douleur et l'étendue des lésions. On doit tenir compte de la susceptibilité individuelle.

2° *Dysphagie.* — Non seulement l'épithélioma de l'amygdale donne lieu à de la douleur au moment de la déglutition, non seulement il y a odynophagie, comme dit Castex, mais il existe aussi de la dysphagie, la déglutition se trouvant entravée par la présence du néoplasme. Cette gêne se manifeste non seulement pour les solides, mais quelquefois aussi pour les liquides, qui s'écoulent par le nez , comme s'il existait une paralysie du voile du palais.

La douleur et la dysphagie sont les deux signes fonctionnels le plus souvent observés, dans le cours de l'épithélioma de l'amygdale. Ils ne présentent aucun caractère spécial à cette affection, car on les rencontre au même degré dans toutes les inflammations de l'arrière-gorge.

Il en est de même des symptômes suivants, qui sont beaucoup plus rares.

3° *Salivation abondante.* — Cette salivation s'observe surtout dans les périodes avancées de la maladie. Quelquefois, cependant, comme nous l'avons vu, on la rencontre dès le début.

Elle est parfois très marquée, les malades rendent jusqu'à deux litres de salive par jour ; elle constitue alors une cause de déperdition importante. Le plus souvent elle est encore assez modérée.

4° *Altération de la voix.* — Dans l'épithélioma de l'amygdale, comme dans toute amygdalite, la voix peut présenter certaines altérations. Elle devient nasonnée, et offre les caractères de la voix dite amygdalienne.

5° *Altération de l'ouïe.* — Enfin on a noté aussi dans quelques cas de la surdité. Mais ce symptôme fait souvent défaut. Cela tient probablement à ce que le néoplasme a peu de tendance à envahir les parties situées en arrière du pilier postérieur du voile du palais.

b) Signes physiques. — Ces signes sont de beaucoup les plus importants. Ils sont fournis par l'odorat, la vue et le toucher.

1° *Haleine fétide.* — Ce symptôme peut manquer au début de l'affection. Mais, lorsque l'ulcération s'est étendue, il est rare qu'on ne la rencontre pas. L'odeur qui se dégage de la bouche du malade, absolument fétide, est insupportable pour l'entourage.

Le malade lui-même s'en plaint. Tout ce qu'il prend a mauvais goût.

2° *Inspection de la gorge.* — Cet examen de la gorge n'est pas toujours aisé. Il détermine de la douleur, et il faut tenir compte de la contracture des muscles voisins, qui empêche un écartement suffisant des mâchoires.

Il est cependant d'une grande importance de faire cet examen attentivement.

On ne saurait se contenter de faire ouvrir la bouche du malade et d'y inspecter ce qui se présente à la vue, attendu que la lésion peut être dissimulée, derrière la base de la langue. Il faut absolument user d'un abaisse-langue, et éclairer parfaitement l'arrière-bouche.

Si cet examen était trop douloureux, on devrait préalablement recourir à un badigeonnage à base de cocaïne.

Ces précautions prises, il sera facile d'apprécier les modifications survenues du côté de l'amygdale. Ce qui alors frappera l'œil de l'observateur, ce sera l'augmentation du volume de l'amygdale, ou bien une ulcération siégeant à sa place.

Lorsque l'amygdale est hypertrophiée, son volume est doublé, et même triplé. Sa surface est rougeâtre. On peut croire à une simple inflammation. Mais, le plus souvent, en examinant de près, on reconnaitra, sur la surface, l'existence d'une petite ulcération, que parfois une couche de mucosités dissimule.

Cette ulcération, très superficielle, revêt dans certains cas l'aspect fissurique, de sorte que l'on comprend qu'elle puisse passer inaperçue. Aussi le caractère prédominant de la lésion est-il l'hypertrophie de l'amygdale.

D'une façon générale on devra donc se méfier de cette hypertrophie unilatérale de l'amygdale, survenant chez une personne d'âge avancé. Du reste, si l'on a soin de soumettre le malade à une observation rigoureuse, on le verra subir des transformations importantes.

L'ulcération, qui primitivement était superficielle et très peu étendue, envahira les parties voisines et prendra des caractères qui permettront de la reconnaître.

Lorsque cette ulcération est constituée, on constate qu'elle occupe la place de l'amygdale, qui peut avoir totalement disparu. Elle empiète sur le pilier antérieur et la partie voisine de la base de la langue. Rarement elle dépasse en arrière le pilier postérieur. Son fond rosé, tacheté de petits points grisâtres, est souvent recouvert de mucosités; ce fond est irrégulier, plus ou moins anfractueux. Les bords sont un peu surélevés, non décollés.

« Quand le néoplasme, dit Castex, a acquis un certain volume, il peut affecter la *forme écrasée.* La tumeur prend la forme du chapeau d'un champignon ; ses bords s'étalent largement, son centre peut même se déprimer un peu, tandis que le pédicule se cache sous le chapeau. Un stylet peut être insinué entre cette masse aplatie et les parties sous-jacentes ; mais alors il est difficile d'être renseigné sur le point du pédicule et sur ses dimensions. »

Plus tard, la lésion envahit le voile du palais et la base de la langue. On ne voit plus alors qu'une vaste ulcération. Son centre et sa partie la plus excavée correspondent au siège de l'amygdale, point de départ primitif du mal. A ce moment aussi, il n'est pas rare de voir, à une certaine distance de l'ulcération principale, de petits noyaux rougeâtres disséminés sur le voile du palais et les joues, véritable graine d'épithélioma, qui finit par se confondre avec la tumeur.

3° *Toucher pharyngien.* — Ce mode d'exploration est de la plus grande importance. Il permet de délimiter la lésion, mieux que l'inspection simple. Il rend compte aussi de la consistance des parties malades. Ainsi ne saurait-on le négliger.

C'est donc le toucher qui fera reconnaître l'induration. Elle est comparable à celle qu'on rencontre dans l'épithélioma de la langue. Elle sera souvent plus étendue que l'ulcération même, ce qui tient à l'infiltration profonde des tissus voisins.

Une *petite hémorrhagie* suivra généralement la pratique du toucher, c'est là encore un des bons caractères rapportés à l'épithélioma, ce néoplasme qui saigne si facilement.

4° *Examen du cou.* — Le cou est le siège d'une adénopathie, qui, nous l'avons dit, est quelquefois le premier symptôme de l'épithélioma de l'amygdale. Son apparition succède le plus souvent à une phase douloureuse, caractérisée par des signes d'angine vulgaire.

Cette adénopathie, au début, a comme siège de prédilection l'angle de la mâchoire ; c'est en effet à ce point qu'aboutissent les lymphatiques de l'amygdale. On la désigne sous le nom d'*adénopathie sous-angulo-maxillaire.*

D'abord on trouve une masse arrondie, du volume d'une noisette, de consistance dure, douloureuse ; puis elle ne tarde pas à augmenter de volume , jusqu'à atteindre celui d'une mandarine. Alors se prennent aussi les ganglions sous-maxillaires, les ganglions situés sous le sterno-mastoïdien et même ceux de la parotide.

Ils ne forment bientôt qu'une seule masse énorme, pouvant s'ulcérer et présenter tous les caractères de l'ulcération épithéliale.

5° *Examen des crachats.* — En général uniquement constitués par de la salive, on peut parfois rencontrer dans les crachats des débris du néoplasme. Souvent striés de sang, ils peuvent être très abondants.

De véritables hémorrhagies surviennent quelquefois, surtout dans la période ultime de la maladie, mais elles peuvent se montrer dès le début (Observation I).

Enfin, lorsqu'on aura terminé l'examen local, on devra procéder à l'examen de *l'état général*. Il peut rester bon pendant un temps assez long. On aurait tort de croire que les signes de cachexie soient toujours précoces. L'homme qui fait l'objet de notre observation I, était porteur depuis deux mois d'un épithélioma de l'amygdale, bien qu'il présentât tous les attributs d'une parfaite santé. La cachexie cancéreuse, le teint jaune paille, l'amaigrissement, ne font pourtant pas défaut et on les retrouve comme dans les autres formes de cancer, mais peut-être à une période plus avancée de la maladie.

Marche. Durée. Terminaison. — La marche de l'épithélioma de l'amygdale est progressive. Le néoplasme ne tarde pas à envahir les parties voisines. Cet envahissement débute souvent à la base du pilier antérieur, s'étend à ce pilier, et se prolonge du côté correspondant de la langue, vers la pointe de cet organe.

Le pilier postérieur du voile du palais est atteint, de même que le voile du palais ; mais, fait digne d'être noté, il est rare que l'épithélioma déborde le pilier postérieur et envahisse la base de la langue. De telle sorte que l'arrière-cavité des fosses nasales et le pharynx sont respectés.

Les ganglions du cou se prènnent rapidement. Parfois on est frappé du contraste qui existe entre la lésion ganglionnaire très avancée et la lésion de l'amygdale encore superficielle.

Ces ganglions subissent la dégénérescence épithéliomateuse ; ils peuvent donner lieu à des ulcères entraînant, sur une grande étendue du cou, des pertes de substances considérables.

L'envahissement des parties voisines se fait en général très rapidement, et il peut arriver que la première fois que le chirurgien examine la gorge, il ne peut reconnaître l'organe qui a été occupé primitivement par la lésion. La durée de l'affection est variable. On l'a vue mettre 3 ans à évoluer et même 5 ans. En général on peut lui assurer une durée moyenne de 6 mois à un an.

La terminaison est fatale. La mort survient par cachexie, le malade succombant à l'inanition. Souvent la mort est précipitée par les hémorrhagies, qui compliquent la période avancée de la maladie. Elle peut être même déterminée par des hémorrhagies foudroyantes, comme dans l'Observation IV.

La mort peut être aussi déterminée par l'asphyxie. Il se produit un œdème de la glotte ainsi que l'a rapporté Ozenne (Société anatomique, 16 février 1883), mais cette terminaison est rare.

Enfin, les complications qui peuvent encore survenir sont la septicémie, la pneumonie septique, la phlegmatia alba dolens, la tuberculose pulmonaire, l'érysipèle, etc.

Diagnostic. — Il importe de faire, de bonne heure, le diagnostic de l'épithélioma de l'amygdale. Au début, en effet, lorsque la lésion est encore limitée, on peut espérer faire l'ablation du mal. Plus tard au contraire, cette ablation totale devient très difficile et nécessite des délabrements considérables. Aussi, doit-on examiner scrupuleusement le fond de la gorge, quand un malade se plaint d'angine. Cet examen peut souvent faire suspecter la nature d'une lésion, qui pourtant aura gardé jusque-là des allures bénignes.

Deux cas alors peuvent se présenter. Dans l'un c'est l'hypertrophie d'une amygdale, dans l'autre c'est l'existence d'une ulcération ayant remplacé cette glande.

Il est nécessaire de passer en revue chacun de ces deux cas.

a) Le caractère prédominant de la lésion est l'hypertrophie d'une amygdale.

D'une façon générale, le chirurgien devra toujours se méfier d'une hypertrophie unilatérale de l'amygdale, surtout si cette hypertrophie survient chez un adulte ou chez un vieillard, et si une adénopathie precoce l'accompagne.

L'hypertrophie simple des amygdales est en effet le plus souvent bilatérale. Elle survient chez de jeunes sujets, qui à plusieurs reprises ont eu des maux de gorge violents.

Les amygdales peuvent présenter une certaine dureté, mais cette consistance ne ressemble pas à l'induration de l'épithélioma.

L'adénopathie est moins précoce et moins prononcée.

Enfin, la marche de l'affection viendra bientôt donner des renseignements précieux.

Dans l'épithélioma profond il ne tardera pas à se former une ulcération. L'amygdale finira par éclater, en quelque sorte, ce qui n'a jamais lieu dans l'hypertrophie simple.

Les corps étrangers, les parasites, les calculs de l'amygdale pourraient être confondus avec l'épithélioma.

Dans un mémoire récemment paru (*Archives générales de Médecine*, août 1886), Terrillon insiste sur la possibilité de confondre les calculs de l'amygdale avec l'épithélioma. « Angines à répétition, dit-il, survenant à des intervalles plus ou moins longs, sous l'influence de causes déterminées ou banales, s'accompagnant d'un œdème plus ou moins marqué de la loge amygdalienne et des parties voisines, se terminant par l'ouverture d'un abcès, et l'écoulement d'une certaine quantité de pus ou de concrétions de nature variable, tel est le tableau clinique des accidents causés par les calculs de l'amygdale. »

« Ce n'est, ajoute-t-il, que par un examen direct avec

le doigt qu'on arrive à constater la dureté du calcul ; aussi recommandons-nous d'employer ce moyen tout d'abord, puis d'explorer les anfractuosités de l'amygdale en ayant recours à l'éclairage, aussi intense que possible, de la région avec les divers appareils imaginés dans ces derniers temps. »

Deux faits de kystes hydatiques (Vidal Robert), simulant l'hypertrophie de l'amygdale, ont été signalés. Mais ces kystes ne présentent aucun des caractères cliniques de l'épithélioma, et l'issue des vésicules hydatiques permettra de reconnaître la nature intime de la lésion.

Le lymphadénome de l'amygdale se reconnaîtra à son volume ordinairement considérable. Il est grisâtre, peu douloureux au toucher. Enfin il n'est qu'une des manifestations d'une maladie générale, la lymphadénie, accompagnée ou non de leucocythémie, maladie qu'on reconnaîtra à ses caractères spéciaux.

Il sera plus difficile de différencier le sarcome et le cancer de l'amygdale, de l'épithélioma au début, surtout s'il se révèle par l'hypertrophie de l'amygdale.

On se souviendra que dans l'épithélioma l'ulcération est plus précoce que dans les autres formes de carcinômes ; qu'il procède avec plus de lenteur dans l'envahissement des régions voisines, et que l'adénopathie est un symptôme qu'on observe de bonne heure dans l'épithélioma.

D'ailleurs, on comprend que le diagnostic différentiel des diverses variétés des tumeurs malignes de l'amygdale n'a pas une grande importance, au point de vue du traitement.

L'indication thérapeutique reste la même, qu'on ait affaire à un cancer ou à un épithelioma.

b) Le caractère prédominant de la lésion est l'ulcération de l'amygdale.

C'est le cas le plus fréquent, presque le seul qui se présente au clinicien. Aussi nous proposons-nous d'étudier avec soin les caractères qui lui sont propres.

L'ulcération épithéliale présente un fond inégal, saignant, parsemé de points jaunâtres ou rougeâtres, souvent recouvert de mucosités. Les bords sont rouges, non décollés, mais indurés. Elle s'accompagne d'une adénopathie précoce, siégeant au niveau de l'angle de la mâchoire, et ces ganglions sont généralement volumineux, toujours indurés, douloureux.

L'état général peut rester bon un certain temps.

Tels sont les caractères de l'épithélioma ulcéré de l'amygdale. Sont-ils pathognomoniques? Permettent-ils de reconnaitre la nature de l'ulcération?

Nous n'hésitons pas à répondre par la négative, le chancre induré, les plaques muqueuses, les gommes, les ulcérations tuberculeuses de l'amygdale pouvant en effet revêtir des caractères analogues.

Les ulcérations tuberculeuses de l'amygdale seront, cependant, facilement reconnues. L'induration vraie manque, l'adénopathie est loin d'être aussi considérable. Son aspect n'est pas le même que celui de l'épithélioma, il a peu de tendance à saigner et présente de petits bourgeons charnus, qui diffèrent notablement des végétations épithéliales.

Tels seront les éléments du diagnostic, auxquels nous pouvons ajouter l'examen des poumons et la recherche du bacille.

Les plaques muqueuses de l'amygdale, surtout quand elles déterminent l'hypertrophie de la glande sous-jacente, peuvent être confondues avec l'épithélioma; mais elles présentent souvent un aspect brillant, porcelainé. Elles ne sont pas indurées, et moins douloureuses. Ce serait encore insuffisant pour établir un diagnostic. Aussi il est de toute nécessité d'examiner le reste de la bouche, les commissures labiales en particulier, les organes génitaux, la surface du tronc où l'on peut trouver des traces d'accidents secondaires de la syphilis.

C'est surtout par cet examen, et par l'interrogation sérieuse du malade, qu'on finira par se faire une opinion.

Les *gommes ulcérées* de l'amygdale se reconnaitront à leurs bords déchiquetés, à leur fond grisâtre, à leur indolence, à l'absence d'induration et d'adénopathie cervicale volumineuse.

Mais c'est surtout avec le chancre induré de l'amygdale que l'épithélioma sera confondu.

Je n'en veux pour preuve que l'observation de Merklen (*Annales de Dermatologie*, 1881, page 673) et celle de Hue (*France Médicale*, 31 mai 1883), dans lesquelles cette erreur avait été primitivement commise.

Legendre, dans un mémoire publié dans les *Archives générales de médecine*, sur le chancre syphilitique de l'amygdale, insiste sur la difficulté de ce diagnostic. « Pour peu que l'âge du malade soit avancé, on est plus naturellement porté à croire à une dégénérescence de l'amygdale qu'à la manifestation initiale de la syphilis.

L'adénopathie est un symptôme commun aux deux états morbides.

L'aspect objectif est presque sans valeur parce qu'il est extrêmement variable, nullement caractéristique.

Et si enfin il y a lieu de soupçonner que la syphilis ait été contractée antérieurement, l'absence de douleur ou son insignifiance est un signe qu'on incline à expliquer, comme M. le professeur Verneuil, par l'indolence fréquemment constatée des lésions cancéreuses évoluant chez des syphilitiques. Voilà plus de raisons qu'il n'en faut pour faire comprendre l'embarras dans lequel on se trouve.

Les caractères de la lésion amygdalienne sont donc les mêmes dans les deux affections ; mêmes caractères objectifs, même induration, même adénopathie.

Il peut cependant exister des signes différentiels. C'est ainsi que généralement la douleur est bien plus vive dans l'épithélioma que dans le chancre.

L'adénopathie dans l'épithélioma consiste plutôt en ganglions médiocrement volumineux, mais douloureux à la pression ; celle du chancre en un ganglion très volumineux, très dur, indolent, peu mobile, entouré d'autres plus petits, en un mot *la pléiade de Ricord.* Mais ces nuances, il faut l'avouer, sont difficiles à saisir. Aussi le diagnostic différentiel de l'épithélioma et du chancre syphilitique de l'amygdale est-il le plus souvent impossible par le simple examen de la lésion.

C'est pourquoi dans ces cas on doit recourir à un autre moyen, au traitement antisyphilitique appliquant la règle dictée par les anciens : *naturam morborum ostendunt curationes.*

Si, en effet, la lésion résiste à l'ingestion de l'iodure de potassium à hautes doses, aux frictions mercurielles, au protoiodure d'hydrargyre, c'est qu'elle est d'origine épithéliale et non syphilitique.

Si cependant on avait obtenu les premiers jours un amendement de la lésion à l'aide du traitement antisyphilitique, il ne faudrait pas se hâter de conclure à la curabilité de l'affection.

On pourrait avoir affaire à l'une de ces formes, sortes d'hybrides cancero-syphilitiques qui après une légère amélioration reprennent bientôt leur marche envahissante (Ozenne, du Cancer chez les syphilitiques, Thèse de Paris, 1884).

Comme conclusion à ce chapitre nous dirons que la véritable base du diagnostic de l'épithélioma de l'amygdale réside suivant nous dans l'emploi du traitement antisyphilitique et que jamais on ne doit négliger d'y avoir recours.

PRONOSTIC

Ce que nous venons de dire de l'épithélioma de l'amygdale suffit pour en faire comprendre la gravité.

Quand l'affection est abandonnée à elle-même, l'envahissement des parties voisines ne tarde pas à se produire. La terminaison est fatale, dans un délai plus ou moins long.

Fait-on l'ablation de la tumeur, la récidive a lieu presque fatalement ; nous ne possédons pas encore aujourd'hui d'observation dans laquelle soit notée la guérison définitive.

Il y a bien une survie plus ou moins longue, mais si l'opérateur peut suivre son malade, il est bien vite désabusé de l'espérance qu'il avait pu fonder sur les suites de son opération.

TRAITEMENT

Ce que nous venons de dire du pronostic de l'épithélioma de l'amygdale doit-il faire rejeter toute intervention chirurgicale ?

Nous ne le pensons point, et ici il nous faut distinguer deux cas cliniques où les indications se posent d'une façon différente.

La lésion est limitée. — La lésion a envahi les parties voisines, langue, voile du palais.

1° *La lésion est limitée, l'amygdale seule et les piliers sont atteints.*

Dans ce cas l'abstention n'est pas permise. Le chirurgien doit intervenir, même s'il existe déjà des ganglions, car on peut alors espérer faire l'ablation totale du mal.

2° *La langue et le voile du palais sont envahis. Il existe un engorgement ganglionnaire très notable.*

Ici, l'hésitation est permise. Il est bien difficile en effet de faire une exérèse complète, et, quelque large que soit la brèche, le néoplasme ne tardera pas à repulluler.

Mais le chirurgien aura souvent la main forcée par le malade, et ce sera souvent un ensemble de conditions spéciales qui le détermineront à intervenir. Dans ce cas le chirurgien peut tenter l'opération, à moins cependant qu'il n'existe des contre-indications formelles, telles que l'envahissement d'une grande partie de la langue et du plancher de la bouche, l'envahissement des ganglions cervicaux, transformant ceux-ci en une masse immobile et adhérente aux parties voisines, la généralisation aux ganglions éloignés (ganglions sus-claviculaires), l'état de cachexie du malade.

La situation est souvent très embarrassante, et c'est alors que le chirurgien doit faire preuve de tact et de prudence.

A quel manuel opératoire faudra-t-il avoir recours? Nous ne ferons qu'effleurer cette question de pratique si difficile. Car nous nous jugeons tout à fait incapables de la résoudre complètement.

Toutefois, après avoir consulté le mémoire de Castex et les indications que nous avons trouvées dans les ouvrages classiques, nous adopterions la pratique suivante.

Dans le cas où la lésion est limitée, faire une incision commissurale, c'est-à-dire une incision horizontale, étendue de la commissure au bord antérieur du masseter, puis pratiquer l'ablation du néoplasme, soit à l'aide du bistouri, soit à l'aide du thermocautère.

Dans le cas où le mal a envahi une partie de la langue et du voile du palais :

1° Pratiquer d'abord la trachéotomie, afin de s'assurer la possibilité de continuer l'anesthésie, malgré l'écoulement du sang dans le fond de la bouche, des fosses nasales et la trachée ;

2° Lier la carotide externe à son origine et mettre un fil d'attente au-dessous de la carotide interne ;

3° Enlever la portion du maxillaire inférieur correspondant à la tumeur ;

4° Pratiquer l'ablation du néoplasme avec le bistouri, l'anse galvanique ou le thermocautère ;

5° Introduire une sonde à demeure dans l'estomac pour pouvoir alimenter le malade.

Tel est le procédé qui, d'une façon générale, peut être appliqué à tous les cas. Mais le chirurgien le modifiera suivant les circonstances.

CONCLUSIONS

1° L'amygdale peut être le siège d'épithéliomas, qui envahissent ensuite l'arrière-bouche.

2° Cet épithélioma est plus fréquent chez l'homme que chez la femme. Il se rencontre dans l'âge adulte et la vieillesse.

3° L'examen histologique a démontré qu'il appartenait à l'épithélioma pavimenteux, le plus fréquemment, parfois à l'épithélioma cylindrique.

4° Peut-être doit-on admettre des variétés d'épithéliomas de l'amygdale, analogues aux deux variétés d'épithéliomas de la langue : Une variété interstitielle, débutant par le centre de l'organe, une variété superficielle débutant par la muqueuse pharyngienne, qui tapisse l'amygdale.

5° Au point de vue clinique, l'épithélioma de l'amygdale se révèle par des signes fonctionnels et des signes physiques.

Les signes fonctionnels sont la douleur, la dysphagie, la salivation abondante, les altérations de la voix, celles de l'ouïe.

Les signes physiques sont reconnus par l'examen de la gorge et le toucher pharyngien ; tantôt il existe une hypertrophie unilatérale de l'amygdale, tantôt il existe une ulcération à fonds irréguliers, tachetés de points rouges et de points jaunâtres, saignant facilement, à bords légèrement surélevés et indurés.

Cette lésion amygdalienne s'accompagne toujours

d'une adénopathie, qui a pour siège particulier l'angle du maxillaire inférieur.

6° La marche de l'épithélioma de l'amygdale est progressive, et sa durée varie de quelques mois à plusieurs années ; la terminaison est fatale.

7° Le diagnostic devra être fait, surtout avec les lésions syphilitiques de l'amygdale, le chancre induré en particulier, lequel offre avec l'épithélioma la plus grande ressemblance.

Pour étayer le diagnostic on devra avoir recours au traitement antisyphilitique.

8° Si la lésion est limitée, il faut en pratiquer l'ablation totale. Si elle a envahi une grande partie de la langue et du voile du palais, l'hésitation est permise. Mais, le chirurgien peut encore opérer, si la lésion n'est pas trop étendue, et si les ganglions sont susceptibles d'être enlevés.

OBSERVATION I (Personnelle)

L..., André, chaudronnier, âgé de 52 ans, se présente le 24 août 1886 à la consultation de l'Hôtel-Dieu.

Cet homme est très bien constitué, très vigoureux d'apparence.

Il désire consulter, au sujet d'un mal de gorge, qui l'inquiète et qui a débuté dans les circonstances suivantes :

Il y a cinquante-huit jours, étant en partie de plaisir, au moment de se mettre à table, il fut pris d'un crachement de sang abondant, et dont il évalue la quantité à un demi-litre (?).

Cette hémorrhagie céda à l'ingestion d'une certaine quantité d'eau glacée.

Justement alarmé par cet accident, le malade se rendit le lendemain chez M. le Dr Thomas, de Tours, qui, après l'avoir attentivement examiné, lui déclara qu'il était porteur d'une affection de la gorge, très délicate à soigner. Il lui prescrivit le sirop de Gibert. — Deux cuillerées par jour.

Un mois de ce traitement n'ayant pas amélioré l'état de son malade, M. le Dr Thomas engagea son client à venir à Paris consulter un chirurgien.

A 21 ans cet homme eut un chancre suivi de bubon. Il n'a eu ni éruption sur la peau, ni maux de gorge, rien qui puisse faire soupçonner la syphilis.

Marié à 29 ans, il n'a pas eu d'enfants.

Depuis vingt-quatre ans employé aux ateliers de la Compagnie d'Orléans, il n'a jamais suspendu son travail pour cause de maladie.

Son père est mort à 78 ans, sa mère à 66 ans.

Il a cinq sœurs et un frère, qui tous sont bien portants.

Il n'a pas fait d'excès alcooliques, ni d'abus de tabac, il fume mais peu souvent.

A l'examen de sa gorge, on est frappé par l'aspect que présente l'amygdale gauche.

Elle a presque totalement disparu. Elle est remplacée par une ulcération, circonscrite entre les deux piliers. Le pilier antérieur est légèrement envahi.

L'ulcération, large comme une pièce d'un franc, offre un fond rosé, granuleux, parsemé de petits points grisâtres, et des bords saillants non décollés.

Le pilier postérieur est ou paraît indemne. Le pilier antérieur est envahi par l'ulcération, ainsi que le sillon amygdaloglosse, mais dans une faible étendue.

Au toucher, l'ulcération amygdalienne donne une sensation de dureté très nette. Cette exploration du doigt détermine une petite hémorrhagie.

Au niveau de l'angle de la mâchoire du côté gauche, existe un ganglion assez volumineux, comme un gros œuf de pigeon. Il est induré, encore mobile et douloureux.

Un peu en avant, sous la branche horizontale du maxillaire inférieur, on rencontre un second ganglion, qui présente le même caractère d'induration.

Le malade accuse de la douleur quand il avale des aliments solides, et de la salivation abondante.

Son haleine dégage une odeur fétide.

Les douleurs apparaissent surtout la nuit ; elles sont lancinantes, siègent dans l'oreille gauche et à la moitié de la face correspondante.

La gorge est aussi douloureuse.

L'état général est resté excellent. Il n'existe aucun signe de cachexie, l'appétit est conservé.

L'examen de la poitrine ne révèle rien de spécial.

Nous posons le diagnostic d'épithélioma primitif de l'amygdale gauche, avec léger envahissement du pilier antérieur et de la base de la langue.

Mais, par prudence, le malade est soumis au traitement de l'iodure de potassium (1 gr. par jour).

Ce traitement n'amène aucune modification.

Quand nous revoyons, le 3 octobre, le malade, le néoplasme a envahi la langue et le voile du palais.

Les ganglions cervicaux ont acquis un volume énorme, ceux de la gaine du sterno-mastoïdien et de la parotide sont envahis. Le malade accuse des douleurs très violentes. La cachexie est très accusée.

Deux mois après le malade a succombé.

L'autopsie n'a pu être pratiquée.

OBSERVATION II (Personnelle)

La nommée J..., journalière, âgée de 67 ans, entre le 22 septembre 1886, à l'Hôtel-Dieu, salle Ste-Marthe, service de M. Tillaux. Cette femme a toujours joui d'une bonne santé, son père est mort à un âge avancé, d'accidents intestinaux (? diarrhée) ; sa mère est morte, dit-elle, d'apoplexie.

Une de ses sœurs est morte d'un cancer au sein, ses autres frères et ses sœurs se portent bien.

Elle raconte qu'il y a 5 ou 6 mois elle ressentit pour la première fois une douleur dans le fond de la gorge, du côté droit.

Un médecin consulté par elle lui ordonna alors des gargarismes au chlorate de potasse.

Mais cette douleur augmentant, elle demande son admission à l'Hôtel-Dieu.

L'aspect de la malade est loin d'être satisfaisant. Très émaciée, elle présente encore une teinte jaune paille très caractéristique.

L'examen de la gorge fait reconnaître une hypertrophie notable de l'amygdale droite. Son volume est quadruple de celui de l'amygdale gauche.

La surface de l'amygdale droite est rosée. Après un minutieux examen, on découvre une ulcération de quelques millimètres de diamètre à bords irréguliers, dont le fond a gardé la même teinte que l'amygdale elle-même.

Les piliers du voile du palais semblent adhérer fortement à la tumeur. Le reste du voile du palais, la joue, la langue, le pharynx sont intacts. Le toucher fait reconnaître une tumeur dure et douloureuse.

Il existe au cou plusieurs ganglions du volume d'une noisette, l'un d'eux est situé derrière l'angle de la mâchoire droite. Sur le trajet de la carotide on en rencontre deux autres du même volume. Ils sont indurés, très mobiles, peu douloureux.

La salivation est abondante. La malade n'éprouve ni douleurs de tête, ni douleurs d'oreille.

La déglutition est pénible.

Quinze jours plus tard, l'aspect du fond de la gorge a totalement changé. La tumeur de l'amygdale a pour ainsi dire fondu.

A sa place, on remarque une ulcération profonde de la grandeur d'une pièce de deux francs. Le fond est rosé, saignant, les bords sont taillés à pic et déchiquetés sans décollement. Les piliers sont envahis.

En même temps l'adénopathie cervicale s'est modifiée. A la place de petits ganglions indurcis, on rencontre à l'angle de la mâchoire un gros ganglion très douloureux, du volume d'un œuf de poule. Les autres ganglions ont aussi augmenté de volume en proportion.

Les douleurs du fond de la gorge sont vives, il existe aussi des douleurs névralgiques du côté de l'oreille.

La teinte jaune paille s'est accentuée. M. Tillaux porte le diagnostic d'épithélioma primitif de l'amygdale.

Cependant, il soumet la malade au traitement d'iodure de potassium (4 gr. par jour).

Quand nous consignons un mois après les progrès de la maladie, la langue est envahie et les ganglions sont devenus énormes, la peau du cou tend à s'ulcérer.

L'état de cachexie annonce une terminaison peu éloignée.

Douze jours après nous apprenons que la malade a succombé.

Pas d'autopsie.

OBSERVATION III (résumée)

Gazette des Hôpitaux du 22 mars 1883

Polaillon et Clado

Epithélioma de l'amygdale envahissant le voile du palais, le plancher de la bouche et la base de la langue. Ligature de la carotide externe, résection partielle du maxillaire inférieur. Ablation de la tumeur, avec l'anse galvano-caustique et le thermocautère. Guérison.

B. Louis, âgé de 43 ans, est entré à l'hôpital de la Pitié le 17 décembre 1882, salle Broca, n° 38. Bons antécédents personnels et héréditaires. Absence de syphilis.

Au mois d'août 1882, gène dans la bouche, du côté gauche, au moment de la déglutition. Le 13 janvier l'examen du malade donne les résultats suivants.

Sur la partie la plus reculée de la gencive et du plancher de la bouche, au niveau de l'angle de la mâchoire à gauche on voit une ulcération qui s'étend au pilier antérieur du voile du palais, à l'amygdale et au voile du palais.

La partie voisine de la base de la langue est dure. La surface de toute cette ulcération présente un aspect irrégulier, mamelonné, saignant facilement.

Les bords sont déchiquetés et taillés à pic. Induration au toucher.

Toute l'amygdale gauche est envahie, mais en arrière d'elle la paroi du pharynx est souple et parait saine. En dedans et en bas la maladie est limitée à la moitié gauche du plancher de la bouche et à une partie de la base de la langue, qui présente un noyau de 2 centimètres au niveau de la partie gauche du V lingual.

En avant sur le plancher de la bouche et sur la gencive, le mal ne dépasse pas la canine inférieure gauche. En haut l'envahissement du voile du palais s'arrête à la ligne médiane.

Plusieurs ganglions de la région sus-hyoïdienne correspondante sont tuméfiés.

Gêne dans la parole, la déglutition et la mastication.

Hémorrhagies légères.

Salivation modérée. L'odeur cancéreuse n'est pas prononcée.

Diagnostic. Tumeur épithéliomateuse ulcérée ayant débuté par l'amygdale.

L'opération est faite le 16 janvier. Elle comprend deux temps : 1° ligature de la carotide externe gauche ; 2° ablation de l'épithélioma.

Les suites de l'opération sont bonnes et le malade est guéri le 7 février.

Examen histologique. — L'os est sain au niveau de la gencive mais celle-ci est complètement envahie par le néoplasme.

On y trouve tous les caractères de l'épithélioma papillaire, avec nombreux globes épidermiques dans la profondeur de la muqueuse ; cependant on rencontre encore quelques glandes salivaires complètement saines, tout à fait vers les parties profondes.

Au voisinage du V lingual à la partie externe on rencontre des papilles hypertrophiées, et envahies par la prolifération épithéliale.

Cà et là quelques rares globes épidermiques qui avancent à peine en profondeur. On y trouve encore une prolifération des noyaux du tissu conjonctif.

En dedans la muqueuse et les muscles de la langue sont indemnes.

OBSERVATION IV (résumée)

Epithélioma de l'amygdale, du voile du palais et de la base de la langue. Ligature de la linguale et de la carotide primitive droite. Ablation de la masse morbide avec l'anse galvanique et le thermocautère. Hémiplégie consécutive à gauche. Récidive du cancer, mort par hémorrhagie foudroyante, un mois et demi après l'opération.
(Paul Berthod et Barbier.)

Bert, trente-sept ans, employé, entre le 21 juillet 1884 à l'hôpital de la Pitié, salle Broca, n° 34.

Bons antécédents personnels et héréditaires.

Début il y a quinze mois par une douleur vive dans l'oreille droite.

Il y a 8 mois surdité intermittente.

Il y a deux mois dysphagie, crachats sanguinolents, fortes douleurs, apparition d'un ganglion sous la branche horizontale du maxillaire inférieur.

Mauvais état général.

A son entrée à l'hôpital : déglutition très douloureuse, douleurs vives dans l'oreille droite et la moitié correspondante de la face.

Haleine horriblement fétide.

L'amygdale droite est considérablement hypertrophiée, au point de rétrécir de moitié l'isthme du gosier. Sa surface est rouge bourgeonnante et ressemble en tous points à un épithélioma ulcéré.

Des végétations semblables se montrent sur la voûte du palais, et sur la muqueuse palatine dans l'étendue de quelques millimètres. Enfin, la présence d'un ganglion sous-maxillaire douloureux à la pression ne laisse aucun doute sur la nature de la néoplasie amygdalienne.

De nouvelles explorations font reconnaitre que toute la base de la langue est envahie, et que les lésions se prolongent du côté de l'épiglotte. En bas la néoplasie s'avance vers le plancher de la bouche.

L'opération comprend la ligature préventive de l'artère linguale gauche et celle de l'artère carotide primitive droite, puis l'ablation de la masse morbide avec l'anse galvanique et le thermocautère.

2 août. Monoplégie brachiale gauche.

3 août. Paralysie de la jambe gauche.

16 août. Hémorrhagie assez considérable, pour nécessiter la ligature de la carotide primitive droite, opération qui n'empêche pas le malade de succomber dans la soirée.

Autopsie. — On trouve au niveau du lobule paracentral une excavation de la dimension d'un œuf de poule, remplie d'une matière blanchâtre, type de ramollissement. Cette excavation se prolonge dans toute l'étendue de l'hémisphère droit, réduisant la substance cérébrale à une espèce de coque.

L'examen histologique a démontré qu'il s'agissait d'un épithélioma pavimenteux, à globes épidermiques et à stroma embryonnaire, avec infiltration très étendue des tissus ambiants.

OBSERVATION V

Thèse de Picrin 1879.

Epithélioma de l'amygdale ; ulcération de l'amygdale gauche, de la luette, de la base de la langue de l'épiglotte, tuberculisation miliaire du poumon, mort

X..., âgé de 55 ans. Cet homme entre le 29 mai 1872 à l'hôpital Lariboisière, dans le service de M. le professeur Jaccoud. Il meurt le 25 juin. A son entrée le malade se plaint d'un mal de gorge, dont il fait remonter le début au mois d'avril. A cette époque, sans cause appréciable, il avait ressenti dans la région pharyngienne une douleur, qui depuis lors avait été en augmentant. Cette douleur surtout interne pendant la déglutition, avait depuis quelque temps rendu l'alimentation presque impossible.

En examinant le fond de la gorge, on pouvait constater la présence d'une ulcération fongueuse végétante, un peu grisâtre par places, occupant la région de l'amygdale gauche et le pilier gauche du voile du palais.

Par le doigt introduit dans la bouche, on arrivait à peine sur l'ulcération elle-même. A l'exploration il parut cependant que la base de la langue était un peu indurée. De plus en examinant le cou, on remarque que les ganglions supérieurs du côté gauche étaient volumineux et indurés. Il y avait aussi un gros ganglion dans la région sus-claviculaire du même côté.

Le diagnostic porté fut : cancer (probablement épithélioma) de l'amygdale ayant envahi consécutivement le pilier du voile du palais.

Rien du reste dans les antécédents du malade ne venait infirmer ou confirmer le diagnostic. Il disait s'être toujours bien porté jusqu'alors et ne savait rien de précis sur ses antécédents héréditaires.

L'examen des autres organes ne révélait non plus aucune autre lésion. L'examen du poumon en particulier, qui fut répété plusieurs fois avec soin, spécialement à cause du ganglion sus-claviculaire, fut toujours négatif.

Puis l'ulcération restant à peu près stationnaire, se creusant seulement un peu plus (car au moment de l'entrée, il y avait saillie de l'amygdale), les ganglions du cou qui n'avaient point été tuméfiés, le devinrent à leur tour, quelques-uns du côté droit se prirent aussi, et le malade mourut autant par épuisement que par le fait d'une bronchite, développée dans les derniers jours.

Du moins c'est ainsi qu'on explique la mort avant l'autopsie. Depuis quelques jours en effet la respiration était plus gênée, et l'on trouvait quelques râles, peu nombreux d'ailleurs, entendus dans la poitrine.

Autopsie. — On trouve une ulcération irrégulière ayant détruit l'amygdale et s'étendant depuis la luette, qui est indurée à sa base légèrement entamée et jusqu'au larynx.

Cette ulcération, qui se prolonge sur le ligament aryteno-épiglottique, ne s'étend cependant que très peu dans le larynx lui-même.

Les cordes vocales sont saines. L'épiglotte est tuméfiée, rouge, couverte de volumineuses saillies glandulaires sur sa face laryngée. A sa face antérieure, on voit le cartilage mis à nu par l'ulcération.

La base de la langue est elle-même, dans une petite étendue, le siège d'une ulcération peu profonde, un peu granuleuse, qui semble avoir mis à nu les glandes de cette région.

Du reste, au voisinage de l'ulcération sur la langue, comme sur le voile du palais, les glandes sont augmentées de volume.

Les ganglions du cou étaient les uns complètement désorganisés et remplis de pus caséeux assez épais, les autres simplement indurés.

Les ganglions thoraciques étaient sains.

Quant aux poumons, ils présentent des granulations, tubercules assez récents, diminuées en grand nombre dans toute leur étendue.

On trouvait aussi des granulations, ou plutôt de petits points opaques aplatis en forme de lentilles, sur la face viscérale de la plèvre.

Il n'y avait aucune autre lésion, et rien en particulier dans l'intestin.

La nature de la lésion est reconnue comme étant un épithélioma cylindrique.

OBSERVATION VI

Thèse de Pierin.

Epithélioma pavimenteux lobulé de l'amygdale, adénopathie cervicale ; mort.

Le nommé Galbois, âgé de 46 ans, jardinier, entre le 10 mars 1879 dans le service de M. le professeur Verneuil, salle Saint Louis, n° 14, à l'hôpital de la Pitié.

Cet homme s'est toujours bien porté, jusqu'au mois de décembre dernier. A cette époque il commença à souffrir de la gorge et à maigrir.

Peu de temps après le début de cette maladie il s'aperçut que son cou augmentait de volume sur les parties latérales. Ce gonflement n'a fait qu'augmenter depuis et après avoir été unilatéral, il a envahi les deux côtés.

Il est observé dès son entrée dans le service de M. le professeur Verneuil.

Il présente manifestement l'aspect extérieur et les signes de la diathèse cancéreuse. Ce qui frappe à première vue, c'est un engorgement ganglionnaire du cou, siégeant à droite et à gauche. Les ganglions carotidiens sont atteints de même que ceux du creux claviculaire. Cet engorgement est beaucoup plus notable du côté gauche que du côté droit. L'aisselle gauche est également remplie de tumeurs ganglionnaires. Il existe une sorte de plaque dure, remplissant tout le creux sus-claviculaire gauche, avec bosselures, au niveau desquelles la peau est adhérente dans sa totalité.

D'ailleurs, au niveau de toute cette masse, elle a complètement perdu sa mobilité. Au niveau des bosselures, elle est altérée dans sa constitution et sa couleur. Elle est violacée et comme prête à s'ulcérer. Ces tumeurs ganglionnaires sont le siège de douleurs lancinantes et presque continuelles.

Somme toute, la forme de cette adénopathie était caractéristique : mais, comme le cancer primitif des ganglions est fort rare, il fallait chercher ailleurs la lésion initiale et causale. De suite on songea à une lésion des cavités de la face.

L'exploration de la gorge fut pratiquée et de suite apparut sur l'amygdale gauche une tumeur de la grosseur d'une petite pomme, remplissant la moitié de la cavité pharyngienne. Elle avait englobé le pilier antérieur, le pilier postérieur, la partie voisine du voile du palais, mais, en bas, elle ne dépassait pas le sillon amygdalo-glosse et laissait indemne la langue.

Cette tumeur formait une élévation à surface lisse et dont le sommet était seul ulcéré. Sur ce plateau on voyait des anfractuosités, des dépressions cratériformes, peu profondes, cependant séparées entre elles par de petites saillies verruqueuses. Le tout était grisâtre par places, sanguinolent dans d'autres, et obstrué de débris sphacélés.

Déglutition très gênée.

Douleurs violentes au niveau de l'amygdale.

Crachats légèrement teintés de sang.

Salivation abondante.

Les jours suivants la cachexie s'accuse.

Le 29 mars, œdème subit du membre supérieur gauche et de la partie correspondante du corps. Puis troubles cérébraux.

Mort le 1er avril.

Autopsie.

Au niveau de l'isthme du gosier on trouve, à la place de l'amygdale gauche, une vaste ulcération surmontant une saillie dure au toucher et de consistance ligneuse.

Tout le creux sus-claviculaire est rempli par du cancer. La production néoplasique englobe les vaisseaux carotidiens et les vaisseaux axillaires.

Du côté du médiastin on constate un prolongement considérable du néoplasme qui oblitère la jugulaire et la sous-clavière.

Les artères carotides et axillaires s'isolent plus facilement que les veines du reste de la tumeur. Le pneumogastrique et le récurrent sont intacts.

Il existe des dépôts secondaires dans les principaux viscères, foie, poumon, rate, etc. On constate en outre de l'œdème cérébral et de la congestion veineuse des méninges.

L'examen histologique révéla dans l'amygdale et les ganglions cervicaux un épithélioma pavimenteux lobulé.

OBSERVATION VII (Résumée)

Thèse de Pierin, 1879

Epithélioma de l'amygdale, marche lente. Par M. le professeur Lasègue.

Malade âgée de 47 ans, sage-femme, habitant une ville de province, n'ayant jamais souffert de la gorge.

Il y a quinze ans cependant, phlegmon tonsillaire qui guérit bien.

Début, il y a 5 ans, par une sensation de sécheresse dans la gorge.

Dans le courant de la première année, douleurs répétées, névralgiques, occupant le côté droit de la nuque et du cou.

Etat stationnaire pendant 3 ans.

Il y a deux ans, redoublement des accidents locaux, dysphagie très prononcée.

Traitement à l'iodure de potassium pendant six mois, sans amélioration.

Absence de ganglions cervicaux.

Etat général satisfaisant.

A l'examen local les amygdales sont dures, cartilagineuses, résistantes au toucher, les piliers antérieurs droit et gauche forment des cordons épais, inégaux, érodés par places, et d'un rose assez vif. Les piliers postérieurs sont minces, inégaux, ulcérés en divers points.

Le voile du palais déformé semble se continuer avec la paroi postérieure du pharynx.

La luette bifide est renversée de bas en haut, soudée au voile du palais.

Tout autour la membrane muqueuse est bosselée, rugueuse, ulcérée. Le voile du palais n'exécute aucun mouvement quand on le sollicite.

Diagnostic. Epithélioma de l'arrière-gorge.

OBSERVATION VIII (Résumée)

Thèse de Picrin.

Epithélioma de l'amygdale. Mort.

Pinet, 53 ans, ébéniste, entre le 3 janvier 1879 à l'hôpital de la Pitié, où il est couché au n° 26 de la salle St-Louis, service de M. le professeur Verneuil.

Bonne santé antérieure.

Il y a deux mois, gonflement de la région cervicale gauche, avec ulcération au point culminant. Les ganglions sous-maxillaires carotidiens et parotidiens ne forment qu'une seule masse dure, saillante.

Déglutition pénible. Salivation abondante. Cachexie profonde.

L'amygdale gauche est toute petite. A première vue elle paraît saine. Néanmoins un examen plus approfondi fait reconnaître sur sa face interne, près du pilier postérieur, une *gerçure grisâtre verticale.*

Au toucher, l'amygdale présente une consistance ligneuse.

Diagnostic de M. le professeur Verneuil :

Epithélioma de l'amygdale.

29 janvier, mort subite.

Pas d'autopsie.

OBSERVATION IX (Résumée)

Thèse de Picrin.

Epithélioma de l'amygdale. Par M. le Professeur Lasègue.

Femme, 21 ans. Entrée le 24 avril, salle Ste-Thérèse, n° 14.

Bonne santé antérieure.

Il y a quinze mois, suppression des règles. Etat anémique assez accusé.

Il y a six mois, eczéma du cuir chevelu. Vers le milieu de mars, la malade se plaint que les aliments reviennent par le nez, sensation de picotement, douleurs dans l'arrière-gorge. Pas d'engorgement ganglionnaire.

A l'examen de la gorge, le pilier antérieur gauche est plus saillant. L'amygdale du même côté est plus volumineuse, et présente au centre une ulcération à bords déchiquetés, de couleur cuivreuse, enduite d'un mucus épais coagulé.

L'amygdale droite est saine. Le voile du palais est rougeâtre, sans œdème.

Voix un peu nasonnée.

Le toucher de l'amygdale donne la sensation d'un corps dur, cartilagineux.

Dans les jours qui suivent l'ulcération tonsillaire s'est étendue. Le pilier postérieur est en partie rongé et détruit.

Elle se termine brusquement au niveau du pharynx.

Le fond de l'excavation d'un gris sale semble plus profond.

Pas d'hypertrophie des ganglions voisins. La malade quitte l'hôpital.

OBSERVATION X (Résumée)

(*In mémoire de Castex*)

B..., trente-sept ans, entre le 25 juin 1884 à l'hôpital Saint-Louis, salle Bazin, n° 24, service de M. Lallier.

Pas d'antécédents héréditaires, pas de syphilis. Bonne santé habituelle.

Il y a quinze mois, douleurs dans l'oreille droite. Au niveau de la région amygdalienne droite, tumeur large comme une pièce d'un franc; elle se termine en avant, sur le voile du palais, par un rebord net et arrondi.

En avant, elle descend sur la partie latérale droite de la base de la langue.

En bas on ne peut limiter la tumeur ; mais au toucher elle est indurée et paraît s'étendre à l'orifice du larynx. Elle est rouge et ulcérée, avec quelques anfractuosités grisâtres.

Léger engorgement des ganglions sous-maxillaires droits.

Douleurs spontanées dans l'oreille droite et au cou. Déglutition difficile. Salivation sanieuse, fétide et abondante. Etat général satisfaisant; teint un peu jaunâtre.

OBSERVATION XI (Résumée)

(*In mémoire de Castex*)

X..., âgé de quarante-six ans.

Dans son enfance, impetigo du cuir chevelu et des oreilles.

En juillet 1884, apparition à droite, au-dessous et en avant de l'angle de la mâchoire d'une tuméfaction du volume d'un pois.

Quelques jours après, douleurs de gorge.

Au commencement de mars 1885, la masse ganglionnaire s'ouvre et depuis suppure un peu.

Etat actuel. — Masse ganglionnaire très dure sous le sterno-mastoïdien droit, près de l'angle du maxillaire.

Gorge rouge, amygdale droite du volume d'une amande, la gauche atrophiée, disparue. Quelques végétations discrètes au pilier antérieur, se confondant avec la langue.

L'amygdale est peu dure et peu douloureuse. Voix un peu amygdalienne, déglutition indolente.

Etat général excellent; pas de salivation; pas de douleurs dans l'oreille.

N'est pas fumeur.

M. le professeur Verneuil diagnostique un épithélioma de l'amygdale et prescrit la liqueur de Fowler.

OBSERVATION XII

(*In mémoire de Castex*)

X..., 64 ans. — Manifestations scrofuleuses dans l'enfance. Depuis deux ans adénite cervicale.

Il y a trois mois, mal de gorge qui l'oblige à entrer dans le service de M. Grancher, le 31 décembre 1881.

Entre chez M. Guyon le 10 février pour sa tumeur ganglionnaire.

Amygdale gauche épithéliomateuse, du volume d'une petite amande, blanc grisâtre, tuméfaction des piliers antérieurs et postérieurs qui sont durs au toucher. Cette induration rougeâtre qui circonscrit l'amygdale se prolonge au-dessous. Elle est indolente. Un peu d'œdème de la luette ; amygdale droite atrophiée. Pas de douleurs.

Tumeur ganglionnaire strictement limitée à l'angle de la mâchoire, dure, du volume d'une mandarine.

Ptyalisme avec parfois salive sanguinolente.

Etat général excellent.

OBSERVATION VIII (Résumée),

(*In mémoire de Castex*)

X..., mécanicien, 52 ans, entre dans le service de M. B. Anger à Lariboisière en avril 1884.

Grand fumeur.

Il y a huit mois, gêne de la déglutition.

Il y a trois mois adénite à l'angle de la mâchoire.

Toute la loge amygdalienne droite est excavée assez profondément et les parois de cette excavation présentent des végétations dures et grisâtres.

Le pilier antérieur est épais, dur.

La langue commence à être envahie ainsi que le voile du palais.

Les parties atteintes sont dures et saignantes.

Masse multiganglionnaire ferme, du volume d'une mandarine.

Déglutition douloureuse ; salivation modérée ; vifs élancements dans l'oreille.

Etat général satisfaisant.

OBSERVATION XIV

(In mémoire de Castex)

X..., 58 ans. Antécédents héréditaires et personnels bons. Grand fumeur. Au commencement du mois de mai 1885 apparition en arrière de l'angle gauche de la mâchoire inférieure d'une glande dure. Vers la fin du mois de juillet, douleurs dans la gorge, du même côté.

Le 21 août 1885, masse ganglionnaire du volume d'une mandarine, empiétant plutôt sur la région parotidienne que sur la région sous-maxillaire.

Ulcération épithéliomateuse sur l'amygdale gauche.

Le pilier antérieur est rouge, gonflé, dur ; le voile du palais est envahi, sur une petite étendue, entre les deux piliers du même côté : la langue paraît indemne. Les bords et le fond de l'ulcère sont durs et granuleux.

Salivation modérée, crachats sanguinolents, élancements douloureux dans l'oreille.

Etat général très affaibli.

OBSERVATION XV (Résumée)

(In mémoire de Castex)

X..., 51 ans, camionneur, entre à l'hôpital St-Louis au mois de novembre 1883.

Début au mois de mai 1883 par dysphagie, accompagnée d'une

douleur dans la région de l'amygdale gauche et de névralgies dentaires, dans la moitié correspondante des deux mâchoires, les douleurs deviennent atroces.

Le 16 février 1883, ganglion rétroangulaire ayant le volume d'une petite noix, plusieurs ganglions indurés, dans la région sous-maxillaire. L'amygdale a disparu, le pilier antérieur est aux trois quarts rongé. Quant au voile lui-même, il offre sur sa moitié latérale gauche une ulcération évasée.

La langue est envahie dans la portion moyenne de son bord gauche.

L'ulcération a une surface rose vif, granuleuse, parcourue en divers sens par des rainures peu profondes, qui lui donnent l'aspect lobulé. Toucher douloureux. Salive sanguinolente. Haleine infecte.

Etat général mauvais.

Pas d'antécédents morbides dans sa famille. Grand fumeur.

OBSERVATION XVI (résumée)

(*In mémoire de Castex*)

X..., âgé de soixante-cinq ans. Bons antécédents personnels et héréditaires. Entre au mois d'août 1883 à Beaujon, salle Saint-Denis.

Il y a trois mois, gêne au fond de la gorge, salivation.

Vaste ulcération bourgeonnante sur la moitié droite du voile du palais et de la luette.

L'ulcération s'étend à droite, jusqu'au voisinage de la dernière molaire inférieure, en suivant le pilier antérieur.

La langue est envahie dans une étendue d'un centimètre au plus. L'amygdale est méconnaissable au milieu de la masse néoplasique.

Le fond de l'ulcération, d'un rouge vif, présente un semis de points jaunâtres.

Consistance assez ferme au toucher.

Douleurs lancinantes dans l'oreille avec irradiation douloureuse dans la moitié droite de la face. Déglutition douloureuse des aliments solides. Voix normale. Salivation très abondante.

Petits ganglions durs, mais non douloureux, vers le haut du triangle sus-claviculaire. Un gros ganglion caractéristique, du volume d'un gros œuf de pigeon, dans le groupe sous-maxillaire. Le ganglion angulaire ne paraît pas spécialement intéressé. Amaigrissement.

OBSERVATION XVII

The Lancet, 21 *octobre* 1882. — *Golding Bird.*

M. Golding Bird rapporte un cas d'épithélioma de l'amygdale, suivi de l'ablation de la tumeur, et trois autres cas de cette même affection, qu'il n'osa point opérer.

L'opération consiste en une incision externe, qui s'étend de l'oreille à l'os hyoïde. Par cette incision l'amygdale et la paroi attenante du pharynx furent facilement extraites, avec le galvano-cautère.

Une seconde incision s'étendant de la commissure labiale au masséter permit l'ablation d'une partie de la langue, qui était atteinte.

Le malade succomba à la récidive de l'épithélioma, dans la langue et les lymphatiques du cou.

Dans les quatre cas de M. Golding Bird, trois fois l'affection avait débuté par l'amygdale gauche.

OBSERVATION XVIII

(British Medical Journal, 7 décembre 1878)
Lennox Bronne.

Homme âgé de 39 ans, mécanicien.

Bonne santé antérieure.

Il y a un an environ que la gêne dans la déglutition existe.

Actuellement dysphagie accentuée, douleur dans l'oreille gauche.

Amaigrissement notable. Sur l'amygdale gauche existe une tumeur lobulée à surface très irrégulière recouverte d'aspérités. La langue, la luette et les piliers du voile du palais sont indemnes. Ablation d'une grande partie de la tumeur avec le galvano-cautère.

Après cette communication de M. Lennox Bronne à la Société Médicale de Londres, M. Parker dit qu'il avait eu deux cas d'épithélioma de l'amygdale chez les enfants.

M. Bronne lui répondit que, des huit cas d'épithélioma de l'amygdale qu'il avait observés dans sa pratique, tous appartenaient à des sujets plus âgés que l'homme dont il avait parlé.

PARIS. — IMP. CH. SCHLAEBER, 257, RUE SAINT-HONORÉ.

www.ingramcontent.com/pod-product-compliance
Lightning Source LLC
LaVergne TN
LVHW050432160826
845677LV00002BA/668

* 9 7 8 2 3 2 9 6 8 7 3 1 5 *